ÉTUDES

DES URINES

A

CONTREXÉVILLE

PAR

M. LE DOCTEUR TAMIN-DESPALLES

Médecin-Consultant à Contrexéville.

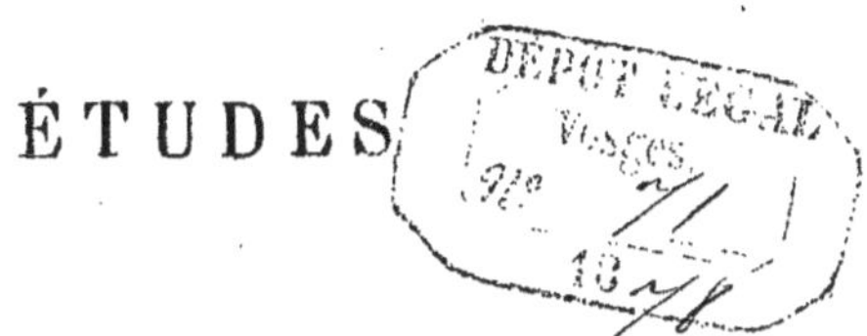

PARIS

V. ADRIEN DELAHAYE ET Cⁱᵉ, LIBRAIRES-ÉDITEURS

23, Place de l'École-de-Médecine, 23.

ÉTUDES

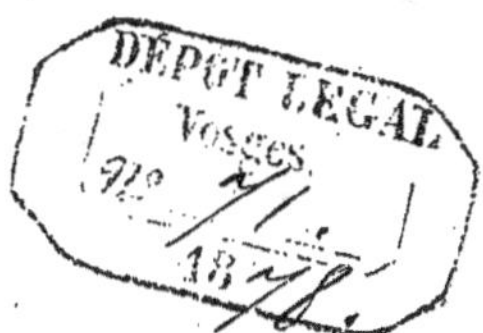

DES URINES

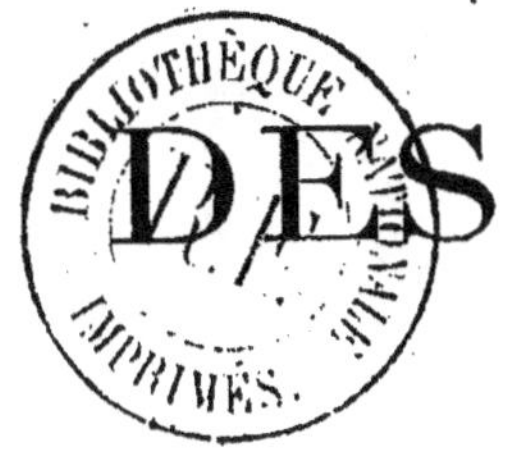

A

CONTREXÉVILLE

PAR

M. LE DOCTEUR TAMIN-DESPALLES

Médecin-Consultant à Contrexéville.

PARIS

V. ADRIEN DELAHAYE ET Cⁱᵉ, LIBRAIRES-ÉDITEURS

23, Place de l'Ecole-de-Médecine, 23.

ÉTUDES

DES URINES

A CONTREXÉVILLE

Les urines, cendres du corps, sont le miroir où les bilans comparatifs de l'organisme viennent successivement se refléter.

L'examen sérieux et utile des urines exige des connaissances chimiques spéciales qui, fort heureusement, se répandent et se vulgarisent de plus en plus parmi les médecins instruits et soucieux, pour assurer leur diagnostic, de mettre en œuvre tous les moyens connus d'investigation. Nous sommes loin du temps où les *mires* se bornaient à étudier l'aspect des urines pour découvrir les maladies.

Dans certaines campagnes, on rencontre encore des empiriques, possesseurs de secrets, disent-ils, qui exploitent lucrativement la crédulité publique.

Le malade apporte ou envoie une petite bouteille d'urine ; le sorcier, comme on l'appelle communément, après avoir simplement regardé le liquide, donne gratuitement sa consultation, mais vend, très cher, du reste, ses remèdes merveilleux.

Ce genre de charlatanisme est généralement exercé par des femmes qui jouissent, parfois, d'une réputation assez grande pour tenir en échec l'influence des médecins de la localité.

Les pratiques mystérieuses auront toujours le privilége d'attirer la foule.

« Je travaille pour les imbéciles, » me répondit un jour certaine sorcière qui connaissait son genre humain, « et plus on me poursuivra, plus je gagnerai. »

Elle aurait pu dire plus poliment, pour les crédules et les naïfs.

En médecine, les observations portent sur :

1° Les changements opérés dans les caractères généraux des urines : quantité — limpidité — couleur — odeur.

2° Les changements quantitatifs, portant sur les variations des principes urinaires normaux et les réactions.

3° Les principes anormaux dans les urines, principalement l'albumine, le sucre ou glucose, le sang, l'acide oxalique, l'acide lactique, les matériaux de la bile, les matières grasses.

4° Les sédiments, les graviers, les calculs urinaires.

5° Les produits divers de désorganisation des organes urinaires, le pus, les microzoaires.

Les influences morbides exercent sur les sécrétions des modifications de différents ordres, qui permettent soit de déterminer rigoureusement les causes des maladies, soit d'en prévoir, même longtemps d'avance, l'explosion plus ou moins violente.

La quantité des urines est éminemment variable, il en est ainsi de la qualité.

Tel malade qui, avec les symptômes de la goutte ou de la gravelle, ne présentait l'année précédente que des signes avant-coureurs de l'albuminurie ou du diabète, revient nous trouver l'année suivante, portant, sans s'en douter, dans le sang, ces éléments de troubles généraux prochains quand la marche de la maladie reste livrée à elle-même.

Seule, l'analyse des urines permet de certifier l'existence de l'albuminurie ou du diabète, d'en déterminer la gravité, d'en suivre les progrès croissants ou décroissants, d'en établir et d'en surveiller le traitement rationnel.

S'il ne se passe pas de mois sans rencontrer dans la vessie une pierre dont le malade ne se doutait pas, il ne s'écoule pas de semaine que je ne trouve inopinément du sucre ou de l'albumine dans les urines de personnes venues à Contrexéville pour une tout autre maladie.

Reste ensuite à rechercher si ce diabète alterne avec la goutte, cas le plus heureux, et si l'albuminurie ne dépend pas de causes faciles à entrevoir et à supprimer.

Seul, l'examen des urines permet encore de ne pas confondre la pléthore vraie avec la fausse pléthore, l'anémie réelle avec la pseudo-anémie ou la fausse chloro-anémie.

Dans mon traité de *l'alimentation du cerveau et des nerfs*, ouvrage qui m'a valu de hautes et précieuses approbations, j'avais poursuivi mes recherches sur les variations de l'acide phosphorique dans les urines, à la fois comme un excellent guide d'hygiène alimentaire, comme élément de diagnostic et comme symptôme précurseur des affections nerveuses ou des ramollissements du cerveau.

La phosphurie, je nomme ainsi la présence d'un excès permanent d'acide phosphorique ou de phosphates divers dans les urines, produit progressivement sur le tissu nerveux le même degré d'épuisement que l'albuminurie et le diabète sur le tissu musculaire.

La phosphurie prolongée cause fatalement l'aphosphémie, diminution dans la proportion normale de phosphore du tissu nerveux, de même que la diminution du fer contenu dans la masse du sang entraîne forcément la chlorose et l'anémie.

Le fils de l'un des plus célèbres professeurs de la faculté de Lyon, M. le docteur L. J. Teissier, vient de publier une remarquable étude clinique sur le diabète phosphatique, maladie caractérisée par la présence d'un excès continu de phosphates terreux dans les urines.

Basées sur un grand nombre d'observations soigneusement recueillies, l'auteur arrive aux conclusions suivantes :

I. La recherche de la quantité de phosphates éliminés par les urines est une opération qui doit entrer dorénavant dans le domaine clinique.

II. La phosphaturie permanente indique toujours un trouble important dans la nutrition générale.

III. Ce trouble peut être assez profond pour aller jusqu'à présenter tout l'appareil symptomatique du diabète sucré.

IV. La phosphaturie à forme diabétique n'est pas cependant une maladie essentielle, c'est plutôt un complexus morbide, qui peut être symptomatique d'affections variées.

V. Elle peut être une simple modalité du nervosisme, être liée à la phthisie pulmonaire, ou en être un signe précurseur. Elle peut être symptomatique d'un diabète sucré latent ou transformé.

VI. La phosphaturie diabétique peut exercer, comme le diabète sucré, une influence fâcheuse sur la marche des lésions traumatiques.

VII. Les phosphates abondent dans toutes les urines des phthisiques au début de la maladie ; ils diminuent à mesure que l'on arrive à la période de la cachexie tuberculeuse.

VIII. Ils diminuent dans la chlorose vraie : cette différence peut être d'une grande utilité pour le diagnostic et le traitement de la pseudo-chlorose.

IX Ils augmentent dans les maladies du cerveau et de la moëlle : cette notion peut être d'un sérieux secours pour soupçonner et reconnaître une maladie de la moëlle, alors qu'elle s'annonce seulement par des névralgies rebelles.

X. Ils augmentent dans le rhumatisme chronique.

XI. Ils diminuent généralement dans le cours des maladies aiguës fébriles.

XII. Ils n'augmentent pas, malgré une alimentation plus abondante, dans le cours de la convalescence ; on les trouve plutôt diminuées.

L'importance du travail de M. Teissier n'échappera à personne. Chaque jour il faut discerner si des malades goutteux ou graveleux, malgré leur apparence vigoureuse et leur teint coloré, ne sont pas menacés d'une déchéance fonctionnelle plus ou moins prochaine ; conséquemment si je ne dois par chercher à obtenir au maximum, avec les phénomènes de saturation des acides en excès dans le sang, les effets toniques et organo-dynamiques de nos eaux fluorées bicarbonatées-calciques.

Je constate avec un vif plaisir que la jeune école médicale se livre avec la même ardeur à ces délicates recherches de chimie physiologique et pathologique, qu'aux études microscopiques qui deviennent leur corollaire indispensable.

Notre arsenal du diagnostic augmente tous les jours et la médecine tend à devenir de plus en plus une science aussi exacte que les autres sciences de la nature.

Débarrassés de l'empirisme, de la contradiction systématique, de la présomption ignorante, passionnée, et de la routine hasardeuse, les moyens thérapeutiques et hygiéniques suivent comme le diagnostic une marche progressive fortement établie sur les données indiscutables et trop longtemps négligées de la physiologie.

Au point de vue particulier du sage emploi des eaux minérales, surtout de celles données abondamment en boisson, l'analyse des urines doit être absolument recommandée.

Dans certains cas, il devient même nécessaire de dresser de véritables échelles de densité, de réaction et de composition, pour savoir exactement où l'on mène son malade, faire suivre une marche parallèle au traitement, et le suspendre à propos.

Le rôle chimique, hygiénique et médical du praticien aux eaux minérales est infiniment plus important que son rôle chirurgical, car excepté les accidents, la dilatation des rétrécissements, les irrigations, les recherches de la pierre, petites opérations de tous les jours, il lui est difficile d'en entreprendre aucune plus sérieuse pendant le court séjour des malades à la station.

Aux eaux, le médecin est l'ami, le conseiller de son malade, dont il peut du matin au soir étudier le tempérament.

Sa surveillance incessante permet de modifier le régime alimentaire. du buveur, d'appeler son attention sur ses habitudes, sur son genre de vie, sources de tant de troubles fonctionnels, et de lui indiquer les préceptes hygiéniques à l'aide desquels il pourra devenir son propre médecin dans une foule de circonstances.

Au lieu de s'efforcer de combattre seulement des effets, le malade aidera singulièrement l'activité curative des eaux en apprenant comment on parvient à détruire les principales causes anti-hygiéniques des maladies.

J'ai dit, au commencement de cette étude esquissée, que les urines étaient les cendres et le miroir des réactions de l'organisme, et que leur analyse constituait un moyen de diagnostic extrêmement précieux.

Il importe, avant de tracer le traitement hydrominéral, de connaître en effet exactement les exigences du tempérament particulier du malade.

L'analyse des urines complète la certitude du diagnostic, surtout pour distinguer la pléthore vraie de la fausse pléthore, erreur si fréquente dans la pratique et, cela se conçoit, si grave pour le malade.

On ne doit pas oublier que la densité des urines anémiques ou chlorotiques reste souvent considérable. Dosez les phosphates, excepté dans la phosphaturie, ils seront peu abondants. L'excès d'urée, ou azoturie, produit seul cette densité élevée que l'exploration organique du malade, son teint coloré, toute son apparence extérieure ne permettaient guère de prévoir tout d'abord.

J'ai fait une série d'expériences sur l'assimilation, chez les mêmes malades, des matières minérales contenues dans les eaux de Contrexéville. Les résultats ne laissent aucun doute dans mon esprit et concourent à affermir ma méthode des doses fractionnées qui, malgré toute opposition, s'impose et s'imposera, par les faits observés.

Quand l'eau est prise en abondance ou même par petites quantités trop rapprochées, les sels caractéristiques passent rapidement dans les urines où il est possible de constater leur présence, sans que la quantité d'acide urique, lorsqu'il existe en excès dans le sang, baisse sensiblement.

Les doses fractionnées, de un à deux litres par jour, en deux séances, avec longs intervalles entre les verres de 10 à 20 centilitres, produisent des effets opposés.

La saturation des acides ou des sels acides par les bicarbonates de chaux, de magnésie, de lithine et de strontiane s'opère alors lentement et sûrement.

On retrouve dans les urines, au lieu d'acide urique, une proportion d'urates d'autant plus grande que l'acidité de l'urine était plus énergique, le reste des urates insolubles passe dans les garde-robes.

En outre, les autres sels caractéristiques des eaux de Contrexéville, notamment l'arsenic, les fluorures et les sels de fer, sont entièrement retenus dans l'économie avec les bicarbonates et les sulfates alcalino-terreux.

Il m'est donc permis de conclure que l'analyse des urines démontre encore la nécessité de recourir aux faibles doses soit pour saturer et éliminer les acides en excès dans le sang, soit pour imprégner, reconstituer et tonifier l'organisme tout entier.

Quant aux effets d'entraînement mécaniques, il en est des petites et fréquentes doses, comme des gouttes d'eau répétées sur le même point. Elles sont plus actives qu'un lavage à grande eau, car souvent un traitement est d'autant plus actif et ses effets sont d'autant plus durables, qu'il est moins brusque et moins énergique.

Enfin, nul ne peut soutenir que les doses fractionnées ne produisent pas sur les graviers une action désagrégeante plus efficace que les grandes quantités.

Il suffit, pour s'en convaincre, de comparer les effets d'une petite quantité d'un liquide lentement versé sur un morceau de sucre avec ceux que produirait la même proportion de ce liquide brusquement répandu, ou même une proportion deux ou trois fois plus considérable.

Les eaux de Contrexéville méritent mieux que la banalité à laquelle on voudrait les condamner et limiter leur degré d'efficacité thérapeutique.

La saturation des acides opérée par les bicarbonates alcalino-terreux ne va *jamais* jusqu'à produire l'état contraire : l'alcalinité, ainsi qu'on l'observe fréquemment aux sources fortement bicarbonatées sodiques. Chez les goutteux ou les graveleux constamment menacés de déchéance fonctionnelle, l'anémie, qui suit de si près parfois une pléthore urique traitée par les alcalins, n'est jamais à redouter quand la saturation des acides du sang (séparés par les reins sous forme d'urates ou sables très-abondants que les malades croient communément être simplement entraînés par le lavage), a lieu par des bicarbonates alcalino-terreux.

Envisagées à ce point de vue élevé, les eaux de Contrexéville cessent d'être de simples moyens mécaniques pour prendre rang parmi les agents les plus recommandables de la thérapeutique physiologique.

RECHERCHES MICROSCOPIQUES DANS LES URINES

SÉDIMENTS INORGANISÉS.

Corps nettement cristallins

Cristaux très-volumineux, généralement isolés, transparents, à arêtes vives, forme typique en couvercle de cercueil.	Solubles dans l'acide acétique.	*Phosphate ammoniaco-magnésien.*
Cristaux volumineux mais généralement groupés, colorés en jaune ou en brun, à surface souvent fendillée, à contours très-foncés.	Insolubles dans l'acide acétique.	*Acide urique.*
Cristaux très-petits, isolés, très-transparents et très-réfringents, à arêtes vives, de forme octaédrique, souvent en enveloppe de lettre (employer un grossissement de 400 diamètres).	Insolubles dans l'acide acétique.	*Oxalate de chaux.*

Corps amorphes.

Granules arrondis ou ovales à contours foncés, noirâtres, isolés ou réunis trois ou quatre ensemble, en étoiles, en grains de chapelet, etc. Granules très-pâles, beaucoup plus petits, très-transparents et difficiles à apercevoir, toujours réunis par plaques irrégulières ponctuées (aspect le plus constant).	Solubles dans l'acide acétique sans dégagement de gaz.	*Phosphate de chaux.*
Grains arrondis, isolés, à stries concentriques ou rayonnées (quelquefois les deux ensemble), plus ou moins opaques et noirâtres.	Solubles dans l'acide acétique avec dégagement de bulles de gaz à leur surface.	*Carbonate de chaux.*
Petits granules jaunâtres tantôt très-petits et disposés en séries ramifiées (*sédiments récents*), tantôt plus volumineux sous forme de globules à contours noirs et à centre jaune, réunis en masse ou bien isolés et hérissés de pointes (*sédiments anciens*).	Solubles dans l'acide acétique lentement avec apparition, au bout de quelques instants, de tablettes incolores d'acide urique	*Urates.*
Granulations très-fines isolées, agitées d'un mouvement de tourbillon (mouvement *Brownien*).	Insolubles dans l'acide urique.	*Granulations moléculaires.*
Granulations arrondies, de grandeur variable, très-réfringentes, solubles dans un mélange d'alcool et d'éther, surtout après addition d'une trace de soude.	Insolubles dans l'acide acétique.	*Gouttelettes de graisse.*

SÉDIMENTS ORGANISÉS.

Forme cellulaire plus ou moins arrondie.	Globules toujours ronds à contours lisses ou crénelés, sans noyaux, présentant le plus souvent une dépression centrale, isolés, réunis en pile ou englobés dans des filaments de fibrine ou de mucus.	Gonflés par l'acide acétique faible ou recroquevillés, et prenant un aspect framboisé. Non coloré par le carmin.	*Globules sanguins.*
	Globules ronds ou ovales, à contours peu accentués, à contenu blanc grisâtre, granuleux ou nucléolé; isolés ou réunis en masses, et alors polygonaux, souvent englobés dans du mucus et allongés,	Pâlis par l'acide acétique qui fait apparaître dans leur intérieur 2 à 3 nucléoles colorés par le carmin.	*Leucocythée.*
	Globules ronds ou ovales très-petits, très-réfringents, présentant quelquefois un ou deux nucléoles brillants ou des expansions verruqueuses sur leurs contours; isolés ou réunis en chapelets (grossissements, 500 diamètres).	Non modifiés par l'acide acétique, non colorés par le carmin. — Les nucléoles ou l'intérieur de la cellule se colorent en jaune par l'eau iodée.	*Spores.*
	Très-petits corpuscules ovales, réfringents, hyalins, munis d'une queue en forme de filament délié très-long.	Non modifiés par les réactifs.	*Spermatozoïdes.*
Forme cylindrique ou fusiforme	Eléments arrondis, cylindriques, fusiformes ou polygonaux, à contenu granuleux et le plus ordinairement muni d'un ou plusieurs noyaux.	Pâlis par l'acide acétique qui fait paraître nettement les noyaux en les déformant. — Colorés par le carmin, les noyaux surtout.	*Epithéliums.*
	Cylindres volumineux à aspects variables, plus ou moins longs, quelquefois tordus ou ondulés (grossissement de 120 diamètres.)	Pâlissent sous l'influence de l'acide acétique et se rétractent de nouveau par les alcalis.	*Cylindres urinaires*
	Cylindres ou bâtonnets très-courts et très-petits, en général nombreux et semblables entre eux, transparents, souvent agités de mouvements ondulatoires.	Non modifiés par l'acide acétique, qui ralentit ou arrête leurs mouvements.	*Vibrioniens.*
Filaments ou flocons.	Filaments très-minces plus ou moins modifiés ou entrecroisés.	Non modifiés par l'acide acétique.	*Algues, champignons.*
		Pâlis par l'acide acétique: l'aspect fibrillaire disparaît et fait place à une masse amorphe gonflée, transparente, qui redevient fibrillaire par la potasse.	*Caillots de fibrine.*
		Rendus plus évidents par l'acide acétique qui leur donne un aspect ponctué ou strié.	*Mucus.*

ACTION DE L'ACIDE ACÉTIQUE SUR LES SÉDIMENTS.

Ajoutez, sous le microscope, une goutte d'acide acétique à 4 équivalents d'eau. Elle pénétrera par capillarité.

Disparaissent

Phosphate ammoniaco-magnésien.

Phosphate de chaux. — Se dissout plus lentement que le précédent.

Carbonates. — Se dissolvent avec dégagement de bulles de gaz, qui suintent de leur surface. Si l'urine était ammoniacale, la masse tout entière du liquide émettrait de grossses bulles d'acide carbonique.

Urates. — Dissolution lente. Ils sont peu à peu remplacés par des tablettes d'acide urique.

Seront modifiés.

Sont pâlis

Epithéliums. — Les noyaux, s'ils existent, deviennent plus évidents, mais difformes.

Certains cylindres urinaires, les cylindres épithéliaux, et ceux recouverts d'urates.

Fibrine. — Elle est gonflée ; son aspect fibrillaire disparaît.

Leucocytes. — Pâlis avec apparition des deux ou trois noyaux.

Sont pâlis et recroque- villés ou gonflés. } *Globules sanguins.*

Non modifiés.

Acide urique.

Oxalate de chaux.

Spores, algues, filaments végétaux.

Spermatozoïdes, vibrions, bactéries.

Granulations moléculaires.

Peuvent apparaître.

Acide urique. — En cristaux sous forme de tablettes inco- lores, transparentes, souvent disposées en séries.

Stries ou ponctuations sur filaments de mucus.

ACTION DE LA POTASSE SUR LES SÉDIMENTS URINAIRES.

Insinuez un brin de coton fin entre les deux plaques de verre qui comprennent la préparation. Humectez-le avec une solution de potasse caustique au 10°.

Urates. — Dissolution d'autant plus lente qu'ils sont plus anciens.

Acide urique. — Dissolution lente et progressive.

Globules sanguins. — On les voit éclater et se dissoudre spontanément.

Leucocytes. — Pâlissent et se dissolvent rapidement.

Noyau des épithéliums. —

Cylindres urinaires. —

Fibrine et mucus. — Dans les cylindres granuleux la potasse dissocie les granulations qui nagent alors dans le liquide.

Epithéliums. — Les noyaux disparaissent ; la cellule pâlit en même temps, se gonfle et s'arrondit en vésicule ; les contours ne se voient alors qu'à l'aide de la lumière oblique. — Les épithéliums pavimenteux sont ceux qui résistent le mieux à l'action de la potasse.

Phosphate ammoniaco-magnésien.

Phosphate de chaux.

Carbonate de chaux.

Oxalate de chaux.

Spores, vibrions, bactéries. — Leurs mouvements sont arrêtés.

Spermatozoïdes.

Filaments végétaux.

Granulations moléculaires.

(MARAIS.)

Mirecourt, typ. Chassel.

CARTE

DES DIFFÉRENTES LIGNES COMMUNIQUANT A CONTREXÉVILLE

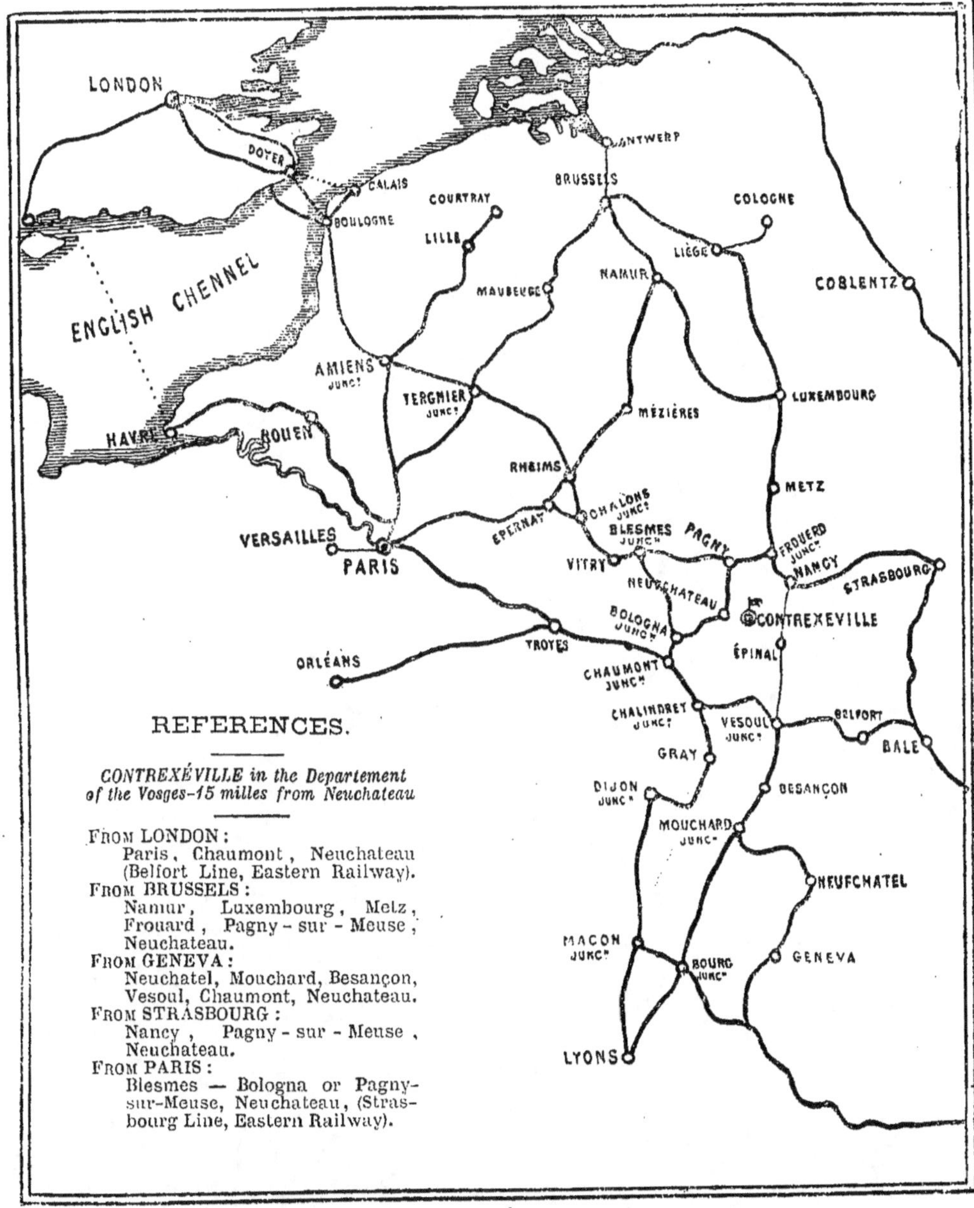

REFERENCES.

CONTREXÉVILLE in the Departement of the Vosges—15 milles from Neuchateau

FROM LONDON :
Paris, Chaumont, Neuchateau (Belfort Line, Eastern Railway).

FROM BRUSSELS :
Namur, Luxembourg, Metz, Frouard, Pagny - sur - Meuse, Neuchateau.

FROM GENEVA :
Neuchatel, Mouchard, Besançon, Vesoul, Chaumont, Neuchateau.

FROM STRASBOURG :
Nancy, Pagny - sur - Meuse, Neuchateau.

FROM PARIS :
Blesmes — Bologna or Pagny-sur-Meuse, Neuchateau, (Strasbourg Line, Eastern Railway).